RÉSECTION SOUS-MUQUEUSE ET EXTRA-NASALE

D' René GAUTHIER

(de Luxeuil)

DU

CARTILAGE

DANS LES

DÉVIATIONS DE LA CLOISON DU NEZ

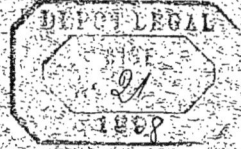

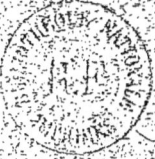

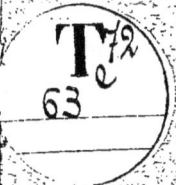

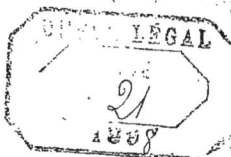

RÉSECTION SOUS-MUQUEUSE ET EXTRA-NASALE

DU

CARTILAGE

DANS LES

DÉVIATIONS DE LA CLOISON DU NEZ

PAR LE

D# René GAUTHIER (de Luxeuil)

Différentes causes peuvent produire les déviations de la cloison du nez. Les deux principales sont : les traumatismes, d'une part, et d'autre part les vices de développement. Je ne m'étendrai pas longtemps sur des considérations étiologiques trop étrangères au sujet que je veux traiter dans cet article.

De même, je me contenterai de mentionner en passant tous les troubles respiratoires pouvant résulter de l'occlusion complète ou relative du nez, troubles dont le retentissement se faisant bientôt sentir sur la santé générale, rend parfaitement légitime et utile toute intervention destinée à les faire disparaître.

Par contre, je crois qu'il est nécessaire de se livrer ici, le plus brièvement possible, d'ailleurs, à quelques considérations anatomiques.

Os propres du nez, branche ascendante du maxillaire supérieur, cartilages latéraux et cartilages de l'aile du nez, voilà pour le squelette extérieur. Quant à la cloison, elle est formée essentiellement de trois pièces : deux osseuses en arrière, le vomer et la lame perpendiculaire de l'ethmoïde, une cartilagineuse en avant : le cartilage de la cloison.

Ces trois pièces, situées dans le même plan, se joignent par leurs bords. Le vomer s'étend de la crête de la face inférieure du sphénoïde à la ligne de suture des palatins, puis des apophyses palatines des maxillaires supérieurs.

La lame perpendiculaire de l'ethmoïde se détache

de la lame criblée, soutient par la partie la plus élevée
de son bord antérieur la suture des os propres du nez
(portion supérieure de cette suture), vient se fixer par
son bord postérieur à la crête de la face antérieure
du sphénoïde, et, par son bord inférieur, s'unit à la
moitié supérieure du bord antérieur du vomer.

Entre la partie inférieure de ce dernier et la partie
inférieure du bord antérieur de la lame ethmoïdale,
se trouve compris un espace angulaire, ouvert en
avant, dans lequel vient s'enchâsser le cartilage de la
cloison. Celui-ci, de forme quadrangulaire, se trouve
donc uni, par son bord postérieur et supérieur, au
bord antérieur de la lame perpendiculaire de l'ethmoïde, et, par son bord postérieur et inférieur, au
bord antérieur du vomer. De ses deux bords anté-
rieurs, le supérieur répond d'abord à la suture des os
propres du nez (portion inférieure de cette suture),
puis s'unit aux deux cartilages latéraux. Avant d'ar-
river à l'extrémité du lobule, il se recourbe et dispa-
raît entre les branches internes des cartilages des
ailes du nez.

Le bord antéro-inférieur, qui lui fait suite après
cette courbure, vient rejoindre le bord postéro-infé-
rieur au voisinage de l'épine nasale. Ce bord ne pénètre pas dans la sous-cloison, dont le squelette cartila-
gineux, comme celui du lobule, est uniquement formé
par les cartilages de l'aile du nez.

Le schéma ci-contre fait bien comprendre les rap-
ports qu'affectent entre elles les différentes pièces de

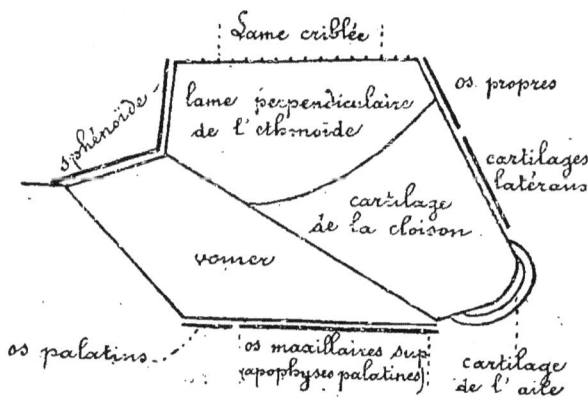

la cloison. Il montre que, dans sa partie la plus étendue, le cartilage est enchâssé entre deux pièces fixes,
le vomer et la lame perpendiculaire de l'ethmoïde, de

telle sorte que si le développement des trois pièces ne
se fait pas d'une façon parallèle, et si la place qui lui
est réservée devient insuffisante pour le cartilage,
celui-ci va se dévier, se courber, se gondoler entre
ses deux voisins peu complaisants, comme pourrait
faire une plaque de tôle qu'on chaufferait après
l'avoir clouée sur des planches. Ainsi peuvent se comprendre les déviations non traumatiques.

Supposons maintenant un choc violent portant sur
le nez d'avant en arrière. Les os propres du nez vont
céder et se fracturer, les parties cartilagineuses laté-
rales s'affaissent, le cartilage de la cloison reçoit
alors tout l'effort du choc, plie, se fracture ou se luxe,
et, quittant la ligne médiane, vient faire saillie, sous
la muqueuse, dans l'une ou l'autre narine dont il bouche plus ou moins complètement la lumière. Quant à
savoir si, comme le veut Mollière, la luxation est plus
fréquente que la fracture, peu nous importe pour le
moment. Je ne parlerai pas davantage des moyens de
traitement immédiat, de réduction et de contention.
Le traumatisme peut s'étendre davantage, jusqu'à la
base du crâne, et devenir mortel, mais ce n'est pas
ici la question. Il peut seulement disjoindre le vomer
et l'ethmoïde et causer, par l'arthrite consécutive, un
gonflement, une crête osseuse saillante à laquelle il
faudra plus tard s'attaquer, ce que pourrait permettre
la méthode que je propose et que je vais développer
dans un instant.

Mais d'abord un coup d'œil sur les parties latéra-
les du nez : au-dessous des os propres et leur faisant
suite, les cartilages latéraux, triangulaires, à bases
internes qui s'unissent entre elles et avec le bord an-
téro-supérieur du cartilage de la cloison, à sommets
externes qui se dirigent du côté des sillons nasogé-
niens.

Au-dessous d'eux, les cartilages propres des ailes
du nez, en forme de fer à cheval — disons mieux :
deux ogives fermées en avant, ouvertes en arrière,
accolées l'une à l'autre dans le lobule et dans la sous-
cloison par leur pilier interne, envoyant leur branche
externe dans l'aile du nez, et finissant par former une
seule voûte avec un pilier médian. — Le cartilage de
la cloison vient, par son angle antérieur et par son
bord inférieur, jusqu'au contact de ce pilier, mais ne
s'insinue pas entre les deux pièces qui le constituent.

De chaque côté, entre le cartilage latéral et le cartilage de l'aile, les cartilages accessoires, qui les sépa-
rent l'un de l'autre et les unissent, leur permettant
une certaine mobilité, tout en contribuant à mainte-
nir la solidité de la voûte.

Le cartilage de la cloison soutient sans doute puis-
samment l'édifice ; mais il ne va pas jusqu'au lobule

et s'arrête environ à 7 ou 8ᵐᵐ plus haut et plus en arrière. Le lobule ne doit sa forme et sa consistance qu'aux cartilages de l'aile du nez qui suffisent à la lui garder après la disparition du cartilage de la cloison. On pourrait craindre, après cette disparition, un affaissement du nez au-dessus du lobule ; mais les cartilages latéraux, solidement fixés aux os propres en haut, rattachés en bas aux cartilages de l'aile, pouvant de plus être réunis l'un à l'autre sur la ligne médiane, préviennent cette difformité fâcheuse.

Maintenant, venons au fait ; nous sommes en présence d'une déviation de la cloison ancienne, irréductible sans violence, spontanée ou traumatique. Une des narines (quelquefois les deux, dans certaines déviations sigmoïdes) est oblitérée suffisamment pour qu'une intervention s'impose.

Je ne parlerai pas des anciens procédés de redressement forcé et de contention orthopédique. Pour ingénieux qu'ils aient pu paraître autrefois, ils ne sont plus guère en honneur aujourd'hui.

Restent les procédés opératoires.

Ici, une grande division entre la chirurgie générale et la chirurgie des spécialistes. Les premiers aiment assez se donner du jour, et taillent dans le nez un volet qu'ils rabattent en dehors et en arrière, autour du sillon nasogénien quand ils ont coupé sur le dos du nez, en avant et en dedans, autour du dos du nez quand ils ont coupé dans le sillon nasogénien, en haut quand ils ont détaché la sous-cloison. Ils arrivent alors à ciel ouvert sur la lésion, décollent la muqueuse, enlèvent le cartilage en détachant la muqueuse du côté opposé, pour l'accoler ensuite à sa congénère par un tamponnement après l'opération ; sutures, etc.

Les spécialistes préfèrent les voies naturelles, et détruisent, suivant le cas, soit la saillie pathologique, soit le cornet voisin. L'électrolyse, avec des aiguilles —, plantées dans la masse à détruire, et une électrode +, appliquée sur le bras ou sur toute autre partie du corps leur a donné quelquefois (Miot) des résultats avantageux.

D'autres, prenant le bistouri, font des opérations plus compliquées, qui se ramènent à trois types principaux :

Premier procédé : Suppression pure et simple de la partie saillante avec un couteau à pointe mousse qui enlève, suivant les cas, un copeau, ou une calotte, laissant alors une perforation entre les deux narines : « l'opérateur introduit le bistouri, le plat de la lame « parallèle au plancher des fosses nasales, et il l'en « fonce profondément. Il fait alors une section hori-

« zontale suivant le plancher : et il ne s'arrête que
« lorsqu'il voit le tranchant de son couteau au niveau
« où devrait être le plan de la cloison supposée nor-
« male. A ce moment, sans sortir de l'incision ainsi
« faite, on relève le bistouri de façon à couper désor-
« mais verticalement et de bas en haut jusqu'à ce que
« le couteau sorte de la tumeur (1). »

Deuxième procédé : Krieg, Cholewa, Petersen, Chatelier
se sont préoccupés de laisser subsister au moins une
cloison membraneuse, et leurs procédés, bien que dif-
férents, se ressemblent en cela. D'une façon générale,
ils décollent la muqueuse du côté saillant, après l'avoir
incisée, la résèquent (Krieg) ou la relèvent en un lam-
beau (Cholewa, Chatelier, Petersen), passent à travers
le cartilage décollent la muqueuse de l'autre côté, et
enlèvent alors ledit cartilage à petits coups de pince
emporte pièce ; tamponnement et accolement des muqueuses droite et gauche dans les procédés qui les ont
gardées toutes les deux.

Troisième procédé : Hajeck circonscrit la cloison cartilagineuse par des incisions qui la transfixent totale-
ment et en forment un volet mobile autour d'une char-
nière supérieure et postérieure. Il déplace alors dans
sa totalité la cloison déviée, et la fixe par un double
tamponnement dans la nouvelle place qu'il veut lui
donner.

Tous ces procédés sont très douloureux, très longs,
et d'une exécution difficile. Le premier, qui paraît le
plus simple, présente le grand inconvénient de laisser
souvent subsister après lui une perforation quelquefois très étendue. Seul, le second, quand on a gardé
intégralement les deux muqueuses, permet une réu-
nion par première intention, ce qui est quelque chose,
mais au prix d'une opération très compliquée, durant
généralement une heure, et faite sur un malade qu'on
ne peut endormir. En effet, la cloison est extrêmement
vasculaire, et l'hémorrhagie si considérable qu'il y
aurait danger à chloroformer un malade sous cette
pluie de sang qui lui tombe dans les voies aériennes.
La cocaïne reste le seul anesthésique permis. Encore
ne peut-on pas l'employer en injections, car celles-ci,
déjà dangereuses dans la tête, pourraient être fatales
dans la cloison, où l'aiguille pénétrerait si facilement
dans tant de vaisseaux. On devra se contenter d'appli-
cations sur la muqueuse—anesthénie fugace, qui suffi-
rait à la rigueur pour une opération de cinq à dix
minutes. Si bien que, de l'aveu même des spécialistes,
il faut que les malheureux décidés à se faire opérer

(1) Sarremone, th. Paris, 1894.

par leurs procédés, soient doués d'un courage peu ordinaire, et d'une remarquable patience.

Procédé personnel. — Le procédé que je propose et que
j'ai exécuté, avec un plein succès, sur un enfant atteint
d'une déviation traumatique ancienne, présente l'avantage, tout en étant assez délicat, d'être d'une exécution facile pour tous les chirurgiens.

Il consiste à tracer, sur le dos du nez, sur la ligne médiane, et de bas en haut, une incision qui commence au niveau du lobule, voire un peu au-dessous, et s'arrête au
niveau des os propres. Après avoir disséqué et écarté
l'un de l'autre les cartilages des ailes du nez, on voit
apparaître au fond de la plaie *l'angle antéro-inférieur
du cartilage de la cloison.* C'est là le point de repère im-
portant, le fil d'Ariane qu'il faut saisir et suivre. A
cet angle arrondi, fait suite le bord antérieur, dont on
détache à droite et à gauche les cartilages latéraux qui
s'y unissent assez intimement. Puis, avec une petite
rugine, on décolle sur chaque face toute l'épaisseur
des parties molles qui la recouvrent : muqueuse, pé-
richondre, etc. Trois pinces à forcipressure, de chaque
côté, saisissent en bloc, avec ce qu'il y a de muqueuse
décollée, la peau du nez et la narine correspondante.
Ces pinces assurent l'hémostase et servent d'écar-
teurs. On les avance l'une après l'autre, à mesure que
le décollement se poursuit. Lorsqu'on juge celui-ci
suffisamment étendu, on donne dans le cartilage dé-
nudé un ou deux coups de ciseaux, et, prenant chacun
des fragments ainsi formés avec des pinces quelcon-
ques, on l'enlève avec la facilité la plus grande. Quelques points de suture réunissent la peau, en même
temps qu'ils accolent l'une à l'autre les branches internes des cartilages des ailes du nez, ainsi que les
bases des cartilages latéraux. Un pansement au
collodion suffit à recouvrir les sutures. Un léger
tamponnement des deux narines à la gaze iodoformée
accole les deux muqueuses. Ce tamponnement est
laissé en place pendant 48 heures et n'est pas renou-
velé. Au cinquième jour, on enlève les points, on ap-
plique un nouveau collodion, et le malade peut être
considéré comme guéri.

Ce procédé présente sur les autres procédés de chirurgie générale le grand avantage de faire moins de
délabrements, et de *ne pas ouvrir la cavité du nez.* Il
ne laisse pas tomber une goutte de sang dans les voies
aériennes. La région sur laquelle on opère peut être
aseptisée d'une façon parfaite, ce qu'il est bien difficile
d'obtenir quand on pénètre dans les narines. La chlo-
roformisation se fait à la manière ordinaire, soit avec
une compresse, soit avec un masque, jusqu'à ce que le
malade soit en résolution et qu'on prenne le bistouri.

A ce moment, une éponge montée aseptique, remplace la compresse ou le masque, et un aide la tient en l'imbibant de chloroforme, devant la bouche du malade.

Si la cloison osseuse participe à la déviation, il est possible de l'atteindre elle-même en poursuivant plus loin le décollement de la muqueuse. Si le jour manque, on prolonge l'incision en bas sur la sous-cloison, et on peut, en haut, d'un coup de cisaille, séparer l'un de l'autre les os propres du nez ; mais je crois qu'il est généralement inutile d'avoir recours à ce dernier moyen.

La cicatrice, quand elle est médiane, passe presque inaperçue, surtout si le chirurgien a pris soin d'affronter bien exactement la peau en faisant les sutures.

Il n'y a pas de déformation de l'organe.

Le résultat fonctionnel est aussi parfait qu'il est possible de le souhaiter.

L'opération est relativement facile.

On peut éviter toute souffrance au malade.

A part l'attrait, peu légitime, d'une difficulté vaincue, quel autre procédé pourrait donner plus d'avantages ?

Ci-dessous l'observation du petit malade sur lequel j'ai inauguré la méthode que je viens de décrire.

Observation.

Le nommé Bilgris (Léon), âgé de 15 ans, habitant chez ses parents à Saint-Loup, vient nous consulter le 9 décembre 1896. Il se plaint d'avoir la narine gauche complètement et constamment obstruée. La narine droite elle-même, est « assez souvent bouchée ».

Les parents de l'enfant réclament une intervention chirurgicale lui permettant de respirer par le nez, comme tout le monde, et non plus uniquement par la bouche, comme il avait pris l'habitude de le faire.

A l'examen du malade, nous découvrons, dans la narine gauche, à deux centimètres environ de l'orifice antérieur, une saillie dure faisant corps avec la cloison, et interceptant tout passage. Un stylet introduit au niveau de cette saillie, dans la narine droite, permet de reconnaître aisément une dépression correspondante, au-dessus de laquelle on sent une nouvelle saillie. Le nez, dans son ensemble extérieur, est très déformé. La pointe est fortement déjetée à gauche. L'axe de la portion supérieure de l'organe n'est pas sensiblement changé, de telle sorte qu'il existe une brisure très nette au niveau des os propres.

Interrogé au point de vue de ses antécédents, le

petit malade nous apprend qu'il a fait sur la glace, il y a deux ans, une chute violente sur le nez. Il a eu une épistaxis considérable, et a souffert pendant une quinzaine de jours. Il n'a d'ailleurs jamais parlé de cette chute à sa famille, dont il n'était pas surveillé de très près, comme il arrive assez souvent à la campagne.

Nous voilà donc, à n'en pouvoir douter, en présence d'une belle déviation traumatique, ancienne, irréductible, sans violences, et assez gênante pour légitimer une intervention chirurgicale. Celle-ci est décidée pour le lendemain.

Le malade est couché sur la table d'opération, chloroformé à la manière ordinaire, lavé au savon, à l'alcool et au sublimé ; le masque à chloroforme est alors remplacé par une éponge montée aseptique, qui est maintenue devant la bouche du malade par un aide qui l'imbibe de chloroforme. Puis il est procédé à l'opération, exactement comme il a été dit plus haut. Les suites ne présentèrent aucune complication. Le tamponnement des narines fut enlevé au bout de 48 heures et les points de suture au bout de cinq jours. J'ai revu souvent, depuis, mon malade. Il respire aujourd'hui librement, et possède une cloison absolument droite, qui ne le gêne en rien et qui a repris déjà une solidité quasi-cartilagineuse, ce qui nous fait supposer que le cartilage de la cloison a dû se régénérer en partie. Au point de vue esthétique, le nez est plus droit et moins déformé qu'avant notre intervention, et la cicatrice à peu près invisible.

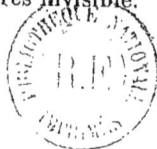

Clermont (Oise). — Imprimerie Daix frères, 3, place Saint-André.

184

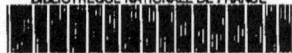

www.ingramcontent.com/pod-product-compliance
Lightning Source LLC
Chambersburg PA
CBHW050458210326
41520CB00019B/6268